THERMES-MERCADER.

NOTICE

sur

LES EAUX MINÉRALES SULFUREUSES

DE

VERNET

(PYRÉNÉES-ORIENTALES).

Par le Docteur H. SILHOL.

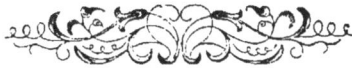

MONTPELLIER.

TYPOGRAPHIE DE BOEHM, PLACE CROIX-DE-FER.

1852.

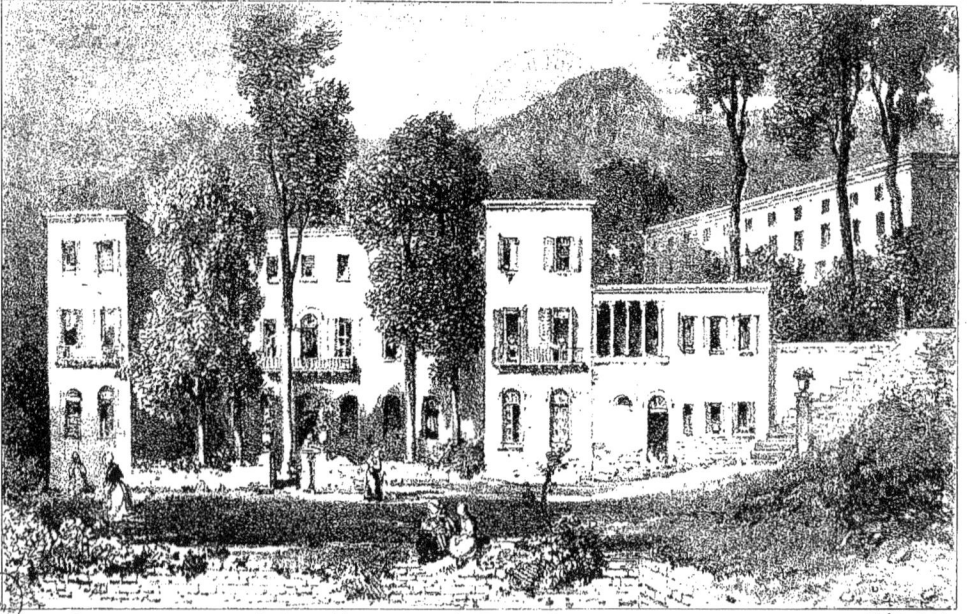

Bains Mercader à Vernet (Pyrénées Orientales.)

THERMES-MERCADER.

NOTICE

sur

LES EAUX MINÉRALES SULFUREUSES

de

VERNET

(PYRÉNÉES-ORIENTALES).

Par H. SILHOL,

Docteur-Médecin, à Montpellier.

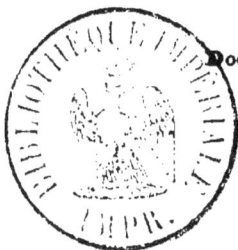

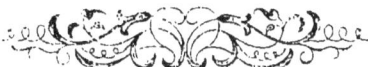

MONTPELLIER.

TYPOGRAPHIE DE BOEHM, PLACE CROIX-DE-FER.

1852.

Indication des Matières.

—

NOTICE

SUR

LES EAUX MINÉRALES SULFUREUSES

DE VERNET

(PYRÉNÉES-ORIENTALES).

Première Partie.

CHAPITRE PREMIER.

Vernet et ses environs.

> Pays riche et curieux, tout
> abonde à Vernet.
>
> BOURDON, *Guide aux
> eaux minérales*

I.

A l'extrême sud-est de la France, au point où la chaîne des Pyrénées s'incline vers la Méditerranée en courbe sinueuse, se déroule une contrée d'un aspect singulièrement pittoresque. On dirait la transition entre l'Orient et l'Occident, l'Espagne mauresque et la France. Le ciel bleu, l'ardent soleil de l'Andalousie s'y tempèrent des fraîches brises et de l'ombre immense des monts Pyrénéens. L'ethnologie y retrouve encore la trace vivante des invasions germaniques, visigothes, alaines, suèves, étrangement unies aux réactions méridionales, musulmanes et chrétiennes, arabes et catalanes ; l'histoire y sent palpiter les grandes existences des temps féodaux ; la géologie, la minéralogie, la botanique y rencontrent chaque jour de nouveaux trésors ; le commerce, l'industrie, l'agriculture la revendiquent comme un de leurs plus riches domaines; et la médecine en a fait l'Éden toujours fleuri et parfumé, le paradis terrestre, consolateur des douleurs humaines.

Ce doux pays porte dans l'histoire les deux noms fraternels de Cerdagne et de Roussillon. Alternativement espagnole et française, engagée par Jean II d'Aragon à Louis XI, cédée par Charles VIII à Ferdinand Ier, définitivement réunie à la France par le traité de Westphalie en 1648, cette contrée forme aujourd'hui le département des Pyrénées-Orientales.

C'est précisément au point où le Canigou dresse son gigantesque sommet, que se cachent, dans un nid de verdure, au bord des eaux murmurantes, abritées par un repli de la montagne contre les vents d'hiver, le village de Vernet et l'établissement des Eaux-Mercader.

Le village de Vernet, dont la population est de

huit cents habitants, s'élève coquettement sur les premiers terrassements de la montagne, d'où il domine une grande et fertile vallée. Le mont Canigou, à la cîme blanchie par des neiges éternelles, se dresse à l'horizon, et forme le contraste le plus frappant avec la magnifique et luxuriante végétation que les eaux toujours fraîches et l'ardent soseil du Midi entretiennent dans cette contrée. La beauté des sites, la variété des promenades, la fraîcheur des ombrages en font un séjour délicieux, surtout en été. Le ciel y est si beau, l'air si limpide et si pur, que le fiévreux voit disparaître ses accès ; les malades et les convalescents puisent de nouvelles forces et trouvent déjà, dans la contemplation des frais paysages que leur offre une nature si variée, un premier adoucissement à leurs maux.

De *Perpignan* à *Vernet* on suit la belle route départementale qui traverse le Roussillon et se dirige vers la Cerdagne, en passant au fort Mont-Louis. Bordée de grenadiers, de cactus, d'aloès, et çà et là d'orangers et de lauriers-roses en pleine terre, elle conduit à travers les riants vallons d'*Ille*, de *Vinça* et de *Prades*, jusques à *Villefranche*, dont les fortifications extérieures barrent le chemin. Là, après avoir traversé des bastions, des ponts-levis, laissant à droite cette ville forte, vous vous engagez dans une gorge étroite, que dominent de tous côtés de hautes montagnes coupées à pic.

Telle est l'entrée du vallon de Vernet.

D'abord, le passage est si resserré, si profon-
dément encaissé, qu'à peine y a-t-il place pour
la route et le lit d'une petite rivière que l'on cotoie
quelque temps. Mais bientôt les montagnes s'écar-
tent, le terrain s'élargit, se relève insensiblement,
et l'horizon s'agrandit. On chemine au milieu de
vertes prairies bien ombragées ; vient ensuite le
village de Cornella avec ses bois-taillis de jeunes
châtaigniers, et ses nombreux vergers tout cou-
verts de fruits. De tout côté on entend le murmure
des eaux qui, dirigées par un admirable système
d'irrigation, vont porter dans les champs la vie et
la fertilité. Dans le fond du tableau sont les Pyrénées ; la tour du *Goua* s'y dresse au loin comme un
fantôme, tandis que sur les flancs du Canigou appa-
raît, suspendu sur l'abîme, l'antique monastère de
St-Martin.

C'est encore sous l'impression de ce ravissant
paysage, que le voyageur arrive sur la place publi-
que de Vernet. De ce lieu même, à une distance
de cent cinquante mètres environ, on aperçoit les
Thermes Mercader, auxquels conduit une allée de
superbes platanes.

Théâtre de toutes les fêtes et de tous les jeux,
promenade habituelle du village, cette grande place
devient aussi, après dîner, le rendez-vous de tous
les baigneurs. Dans les grandes solennités, elle sert

d'arène pour la course aux taureaux. Enfin, c'est là que, presque tous les dimanches, s'exécutent les *Bayes* (1), ces danses roussillonnaises si piquantes et si originales.

Deux voitures publiques, parfaitement servies, partent de Perpignan tous les jours, à dix heures et demie du matin et à dix heures du soir; on peut également, par une ligne bien établie, se rendre à Vernet en poste.

(1) La danse des *Bayes* est particulière aux habitants du Roussillon. Ils l'aiment avec passion et s'y livrent avec excès. Elle est vraiment nationale pour eux. Les hommes ouvrent ordinairement *lo ball*, la contre-danse, par un *contrapas* dont le rhythme syncopé accuse une origine grecque suivant les uns, arabe suivant les autres. Tantôt séparés, tantôt se tenant par la main, ils forment un grand rond, ou dansent sur une même ligne; puis, à un signal donné, les femmes viennent se mêler aux danseurs. Alors, la mesure devient plus précipitée, le rhythme musical a changé. Rien n'est plus gracieux, plus pittoresque que cette foule d'hommes ou de jeunes femmes aux couleurs éclatantes, bizarrement mêlés et toujours sans cohue. Mais voici le point d'orgue! Des groupes se forment; les cavaliers prenant leurs dames sous le bras, les soulèvent ensemble et figurent une pyramide dont le sommet offre les têtes gracieuses des femmes, et la base les jambes musculeuses des hommes. Les plus adroits enlèvent différemment leur danseuse, et, par un tour de force et d'adresse, les placent sur la main comme sur un siége. Ces danses s'exécutent aux sons d'une musique bizarre d'abord; mais qu'on finit par trouver agréable. Cinq instruments composent ordinairement l'orchestre: *lo flariol*, sorte de flageolet, un tambourin, deux hautbois, *prima et tenor*, la cornemuse, *la borassa*.

II.

Le touriste en quête de souvenirs poétiques et de sites pittoresques, le peintre et le savant, l'homme de lettres comme l'industriel, trouvent dans les environs de Vernet une infinie variété d'excursions pleines d'attraits. Tantôt, c'est le monastère de St-Martin, avec ses hardis terrassements, sa haute tour suspendue au flanc du Canigou, ses arceaux en ruines et sa chronique féodale, dont la dramatique et sombre histoire du comte Guifred anime les récits du pâtre à la veillée. Plus loin, la fontaine de *las Esquières*, aux belles chutes, aux eaux glaciales; les mines de fer de Fillols, et leurs splendides stalactites; les immenses grottes de Saint-Michel; les ruines imposantes de l'abbaye de ce nom, d'une magnifique et à la fois bizarre architecture gothique. Au retour, les forges de Ria, où le minerai revêt toutes les formes sous l'action irrésistible d'une puissante chute d'eau, et Villefranche, au sombre aspect, aux fortifications accidentées. Paysage multiple, d'un caractère grandiose, plein d'effets inattendus; ici, déployant au penchant des montagnes les richesses d'une végétation luxuriante; là, les Pyrénées redressant tout à coup leurs cîmes altières que domine la masse imposante du Canigou, du sommet duquel l'œil émerveillé plane à la

fois sur l'Espagne et la France, sur les riches vallées
du Roussillon et de la Catalogne, qui s'inclinent
vers les flots d'azur de la Méditerranée, où elles
semblent aller se perdre.

Deuxième Partie.

—

CHAPITRE PREMIER.

Thermes Mercader.

> Les thermes Mercader ont acquis
> une réputation non contestée, et
> basée rapidement sur l'expérience.
> . . . .
>
> M. Bouis ; *Rapport fait à la*
> *Société Philomatique de Per-*
> *pignan.* 1837.

Vernet possède des sources sulfureuses connues depuis des siècles, que l'historien Carrère fait remonter quoique sans fondement jusqu'à la période romaine. Pendant longtemps ces eaux n'ont été utilisées que par les paysans de la contrée, qui les prenaient gratuitement, soit en boisson, soit en bains en se plongeant dans une piscine (1). Les sources dont nous allons nous occuper, n'ont pas, bien s'en faut, une origine aussi ancienne ; mais

---

(1) La population de Vernet jouit encore de ce privilége sur les anciens thermes.

elles se sont promptement recommandées par leurs
bienfaits à l'attention des praticiens les plus distingués. Elles coulent à l'entrée du chemin de Castell,
à cent cinquante mètres de la grande place de Vernet.
C'est là que le propriétaire des terrains, M. Mercader, homme laborieux, actif, infatigable, a fondé
le bel établissement thermal auquel le public, juste
appréciateur, a conservé le nom de *Bains Mercader*.

Cet établissement se compose de plusieurs bâti-
ments isolés et indépendants les uns des autres.
Leur ensemble peut recevoir jusqu'à cent vingt
baigneurs, et leur offrir depuis le cabinet le plus
modeste jusqu'à l'appartement le plus confortable.
Le premier local, le plus vaste de tous, est une
grande et belle maison à trois étages, dont la façade
est peinte à l'italienne. Au rez-de-chaussée règne un
large et long corridor, espèce de péristyle à portiques
élégants, qui donne sur une terrasse bordée d'un petit
jardin anglais. Dans ce corridor s'ouvrent les cabinets des bains. Ils sont parfaitement tenus, vastes,
bien aérés et garnis de baignoires en marbre blanc
d'Italie. Des fenêtres de ce bâtiment et de la terrasse
qui le précède, l'œil surpris domine la vallée, suit tous
les détours de sa petite rivière et admire les magni-
ficences que la nature a multipliées dans cette contrée pittoresque. Quatre sources principales ali-
mentent cet édifice. L'une d'elles porte le nom de
Buvette de santé, et coule au pied de la terrasse. On

y trouve des cabinets de douches, un *vaporarium* et des tubes d'aspiration des vapeurs sulfureuses.

Le second bâtiment, d'une construction toute récente, situé au bas du jardin anglais, contient au rez-de-chaussée des cabinets de bains avec des baignoires également en beau marbre blanc ; ils sont destinés aux bains chauds et alimentés par la source *la Bienfaisante Ursule*, dont la température est à 42° C.; un *vaporarium* à voûte sphérique, pour prendre les bains de vapeurs ; la grande salle des douches divisée en plusieurs compartiments, dans lesquels on trouve une très-grande variété de douches chaudes et froides pouvant satisfaire à toutes les indications. Nous aurons occasion de les signaler plus tard, en parlant de leurs effets thérapeutiques. Au premier étage sont situés des logements commodes, agréables et un *Salon sulfuraire*, chauffé naturellement par les eaux, et dans lequel sont disposés convenablement des tubes pour l'inspiration des vapeurs sulfureuses. Ce joli salon occupe une des positions les plus agréables : un double vitrage sert à former sur le devant une charmante galerie toute vitrée, d'où l'on peut jouir de la plus belle vue de la vallée, et prendre le soleil en hiver, sans être exposé aux variations de l'atmosphère.

Le troisième bâtiment est attenant à celui dont il vient d'être parlé ; il s'élève également sur le bord de la grande route. Ce bel hôtel, d'une construction

élégante, est spécialement consacré à cette classe
d'heureux baigneurs qui ne fréquentent les eaux que
pour y chercher le plaisir, ou étendre leurs relations
sociales. Il présente et ce confortable et ces agré-
ments qui donnent de l'animation et un charme particulier à la vie des bains, considérée au point de vue
des plaisirs. Il offre à ses hôtes une vaste salle à
manger, des salons élégamment décorés, le billard,
le piano, des trictracs, des échecs, enfin tous les
accessoires aujourd'hui devenus indispensables.
N'oublions pas surtout une table-d'hôte remarqua-
blement bien tenue, qui a déjà conquis une véritable
célébrité gastronomique. On y sert des truites en
profusion, quantité de gibier, quelque cher et rare
qu'il puisse être, et grâce à la facilité des communi-
cations avec Perpignan, les produits les plus recher-
chés de la Méditerranée. Les fraises et les framboises
des Pyrénées y abondent, et souvent, en voyant
paraître un quartier d'isard, on se croit à Cauterets
ou à Bagnères. Quoique le vin d'ordinaire y soit
excellent, puisqu'on le tire de Cornella, pays renom-
mé par ses vignobles, on fournit, à des prix modé-
rés, toute sorte de vins vieux, première qualité :
Bordeaux, Saint-George, Langlade, muscat de
Rivesaltes, de Lunel (de Gautier-Rouët), etc.

Enfin, chose très-rare dans le voisinage de toutes
les eaux minérales, et que savent apprécier les
dames, les eaux potables de Vernet sont d'une pu-
reté, d'une fraîcheur délicieuse.

Nous croyons utile de faire connaître la position exceptionnellement favorable dont jouissent les Thermes Mercader, situés à 200 mètres du torrent, au pied d'une montagne qui les protége contre les brises chargées d'humidité qui descendent de la vallée de Castell, en suivant le cours de l'eau. Au-delà du torrent est la Pègne, haute montagne au pied de laquelle coulent les sources des anciens thermes. Pendant l'hiver, ce pic majestueux couvre la vallée de son ombre gigantesque ; mais elle ne saurait atteindre l'établissement Mercader et le priver de ce soleil du Midi qui ranime les forces et fait éclore la santé. Cette position des plus heureuses préserve les baigneurs des courants frais et humides, tout en permettant, pendant l'hiver, de se réchauffer à la chaleur vivifiante des rayons du soleil.

M. Mercader gère lui-même son établissement, dont il est le créateur. Perfectionner son œuvre, l'élever au premier rang des établissements thermaux en ce genre, tel est le but qu'il poursuit avec une persévérance inébranlable, quels que soient les obstacles qu'il rencontre sur sa route. Pour lui, les baigneurs ne sont pas une mine qu'il faut exploiter ; son établissement n'est point une œuvre mercantile, mais une œuvre de dévouement à l'humanité. Aussi, nous le disons bien haut, le malade qui fait la dépense la plus modeste, est assuré d'y

recevoir toujours les mêmes soins, les mêmes prévenances, les mêmes sympathies.

Pour nous résumer, en deux mots, sur son compte,
nous n'avons jamais ouï dire que les malades soient
partis mécontents de ses bains, ni de sa table, toujours servie abondamment et d'après les règles d'une
saine hygiène.

CHAPITRE II.

Sources du chemin de **Castell**; leur origine, leur température,
leur volume, leurs principes chimiques, etc.

M. Mercader ayant conçu le projet d'ouvrir à son
pays une voie nouvelle de prospérité, mit à décou-
vert, par des fouilles profondes, trois sources qui
apparaissaient primitivement en minces filets dont
l'odeur, la saveur et le dépôt blanc, glairineux, les
faisaient reconnaître pour des eaux sulfureuses. C'est
en 1832, que le gouvernement a autorisé l'emploi de
ces eaux en bains et boisson, d'après un remarquable
travail d'analyse chimique fait par M. Bouis, professeur de chimie à Perpignan. Depuis cette époque, on
a vu s'élever successivement les belles constructions
dont l'ensemble constitue les Thermes Mercader.

Il ne sera pas dépourvu d'intérêt de faire connaître ici les opinions qu'ont émises à différentes
époques, sur la valeur de ces sources, des hommes

2

dont la science a su apprécier les travaux. Ce sont tout autant de jugements que ces auteurs ont formulés d'après une étude approfondie de la nature de ces eaux.

EXTRAIT

D'un Rapport de M. le docteur Fontan, chargé, par le Ministre du commerce, d'analyser les eaux minérales des Pyrénées.

« Les eaux du Vernet sont situées au pied du Canigou. Elles doivent à cette position d'être les plus sulfureuses du Roussillon.

EXTRAIT

D'un Rapport de M. Bouis, imprimé dans le Bulletin de la Société des sciences, belles-lettres, arts industriels et agricoles,
des Pyrénées-Orientales.

« Les eaux Mercader sont utilisées dans les mêmes circonstances des eaux de Saint-Sauveur (Hautes-Pyrénées), des eaux de Molitg (Pyrénées-Orientales).

EXTRAIT

D'un Rapport sur les eaux minérales, lu à l'Académie royale de Médecine, par M. Patissier, le 14 avril 1841.

« A Vernet (Pyrénées-Orientales), les sources sont si variées qu'on y observe des eaux analogues à celles de Barèges, Bonnes, Saint-Sauveur. »

—

Si Bordeu fut le créateur de Barèges, Anglada a été celui des Pyrénées-Orientales; et M. Bouis, qui fut son collaborateur et ami, mérite, à tous égards, d'être son continuateur.

Six sources principales , dont les caractères fon-
damentaux sont identiques et qui ne varient que
par leur température, constituent les ressources médicales de l'Établissement.

Désignation des Sources.

NOMS.	Température.	Cubage.
Bains du grand Établissement.		Litres.
Nº 1. Source de la Buvette...	32° c.	
Nº 2. Source de Castell......	35°	3 60
Nº 3. Source de la Barnousse.	37°	3 1/2
Nº 4. Source du Torrent....	39°	35 1/2
Bains de la Maison-Neuve.		
Nº 5. Source Ursule........	42°	40
Nº 6. Source............	40°	100

Le tableau ci–dessus fait connaître les sources,
dont les noms sont tirés , pour la plupart , de la position qu'elles occupent. Il fait connaître également
leur température et leur débit dans une minute. La
Buvette coule dans le petit jardin anglais ; sa température est celle des Eaux–Bonnes , et , comme son
nom l'indique , elle est destinée à la boisson. Les
sources Nᵒˢ 2, 3 et 4 alimentent-les bains et douches du grand établissement.

C'est avec un art ingénieux que M. Mercader
tire parti des ressources naturelles de son établissement. Ainsi , les eaux sont dirigées directement

par des tuyaux bien disposés, de la source dans des baignoires qu'elles remplissent de bas en haut. Cette manière de remplir les baignoires, présente le grand avantage de prévenir la déperdition du principe sulfureux, qui se dégageait pendant la chute de l'eau. Quand l'eau n'est pas ainsi utilisée immédiatement, elle reflue, se répand dans un grand réservoir où elle est hermétiquement enfermée, et de là, elle va encore se distribuer aux baignoires par des tuyaux particuliers. On comprend facilement toute l'importance d'une si heureuse disposition, qui permet à l'eau sulfureuse de se rendre directement de la source aux baignoires, sans avoir rien perdu, ni de ses principes minéralisateurs, ni de sa température. Jusqu'à ce jour, cette source a été assez abondante pour que l'eau du réservoir n'ait été employée que pour abaisser la température du bain, et pour l'usage des personnes qui prennent les bains tièdes. Les sources Nos 5 et 6 sont utilisées pour les bains de la Maison-Neuve, pour les douches, pour les vapeurs; et, pendant l'hiver, leur excédant sert au chauffage des appartements, dans lesquels l'eau chaude se distribue par des tuyaux appropriés à cet objet. Ce système de chauffage, qui fonctionne depuis le mois de décembre dernier, présente de précieux avantages, en permettant aux malades de prendre les eaux sulfureuses en toute saison.

Ces deux sources ont été découvertes, la première en avril 1851, et la seconde en octobre de la
même année. Elles font le plus grand honneur au
génie entreprenant de M. Mercader. Persuadé que
les sources qui alimentaient ses thermes n'étaient
que des ramifications de troncs principaux, il n'a
pas craint de fouiller, à grands frais, dans les flancs
de la montagne, à travers des roches granitiques.
Le succès a dignement couronné ses efforts et ses
espérances; le plus brillant avenir est donc réservé à
son établissement, dont les sources peuvent servir
actuellement plus de mille bains par jour.

Nous allons noter ici la température du bain tel
qu'il est pris dans différents cabinets. Selon nous,
en effet, outre la connaissance des divers principes
dont l'analyse chimique s'applique à démontrer la
présence dans une eau minérale, il est indispensable que le médecin sache quelle est la température
de cette eau, non-seulement prise à la source, mais
surtout au moment du bain. Il serait encore essen-
tiel de distinguer soigneusement la chaleur natu-
relle, de celle qui pourrait être produite par des
moyens artificiels.

Bains du Grand Établissement.

SOURCE DU TORRENT.	TEMPÉRATURE.
Bain au cabinet Nº 1..................	37° c.
Bain au cabinet Nº 6..................	35° 1/5
Bain au cabinet Nº 10................	33° 1/2
BAINS NEUFS.	
Bain au cabinet Nº 1................	39° 1/2

Ces divers degrés de température peuvent être modifiés à volonté, par l'addition de l'eau sulfureuse du réservoir dont nous avons parlé. A la suite d'un bain pris à la source Ursule, nous avons, nous-même, éprouvé des picotements à la peau, une forte chaleur, de la fièvre et de l'insomnie pendant toute la nuit. Il n'est pas un médecin qui ignore que le bain d'eau sulfureuse à plus de 40° cent., peut avoir les conséquences les plus funestes.

Les ouvrages du professeur Anglada, et plus particulièrement les beaux travaux de M. Bouis, nous ont fourni les détails chimiques suivants, sur les sources Mercader. Elles présentent l'ensemble des caractères des autres sources sulfureuses des Pyrénées-Orientales, qui ont aussi une grande analogie de composition avec les mêmes eaux de la partie occidentale des Pyrénées. Voici ces caractères, tels

qu'ils ont été observés par M. Bouis : 1° dégagement de gaz azote au bouillon des sources ; 2° pro-
duction rapide de glairine ou de barégine ; 3° soufre
combiné formant un hydrosulfate ou un sulfure ;
4° alcali carbonaté ; 5° proportion très-minime de
sels terreux ; 6° proportion abondante de silice , re-
lativement aux autres matériaux fixes ; 7° petite
quantité de principes minéralisateurs ; 8° naissance
de la source sur un terrain primordial.

Ces eaux ont absolument les mêmes ingrédients,
et dans des rapports à peu près identiques , que la
grande source des anciens bains de Vernet. « Une
» telle conformité de résultats ne permet nullement
» de douter que les eaux thermales du chemin de
» Castell ne soient tout-à-fait comparables , par
» leur constitution chimique, aux eaux de l'ancien
» établissement thermal (1). En vertu de leur tem-
» pérature bien moins élevée, elles peuvent être
» immédiatement appropriées à certaines indica-
» tions particulières, avec toute la puissance de
» leur ingrédient sulfureux. Il serait seulement à
» désirer que les eaux de ces trois sources (2) se
» montrassent plus abondantes, et qu'on pût les
» mettre en œuvre avec une température plus éle-

(1) *Traité des eaux minérales des Pyrénées-Orientales*, par le
professeur Anglada, p. 193.

(2) Les sources du Torrent, de la Barnousse et de Castell étaient
alors les seules connues. Anglada, *loc. cit.*, p. 194.

» vée de 4 à 5 degrés, qui permit d'étendre à
» un plus grand nombre de cas leur utilité théra-
» peutique. »

Dans le passage ci-dessus, le célèbre professeur
de Montpellier proclame les avantages spéciaux
des sources du chemin de Castell. Les vœux qu'il
émet sont complétement réalisés. En effet, la température s'élève, aujourd'hui, jusques à 42° C., et
le volume des sources est de 432,000 litres ; tandis
que, à l'époque où le savant hydrologue écrivait, la
plus haute température n'était que de 37° C., et
le débit des sources n'était évalué qu'à 26,640
litres par jour (1). C'est par des travaux impor-
tants et multipliés, que M. Mercader est parvenu à
obtenir des sources plus chaudes et plus abondantes.

Ces sources sortent d'un gneiss talqueux, bleuâ-
tre, qui se désagrège avec facilité sous l'influence
de leurs eaux, et qui se recouvre alors d'efflorescences concrétionnées, blanches, vertes ou jaunes,
que l'analyse a fait reconnaître pour des sulfates à
base d'alumine, de magnésie, d'oxyde ferreux. Elles
ont l'odeur et la saveur caractéristiques des eaux
sulfureuses ; elles sont limpides, incolores ; elles
tiennent en suspension de petits flocons blancs,
légers, appelés indifféremment glairine ou barégine,
matière actuellement considérée comme une pro-

(1) Anglada, loc. cit., p. 194.

duction organique. Leur poids spécifique est de 10,006, celui de l'eau distillée étant 10,000.

C'est l'*hydrosulfate de soude* ou *sulfure de sodium*, qui est le principe minéralisateur de toutes les eaux sulfureuses des Pyrénées-Orientales. C'est aussi le gaz acide hydrosulfurique (gaz acide sulfhydrique, hydrogène sulfuré) qui constitue l'élément actif des vapeurs sulfureuses. Cet acide n'est point à l'état libre au moment où les eaux arrivent à la surface. Il résulte de la transformation rapide du soufre , partie en acide hydrosulfurique qui se dégage , et partie en acide oxygéné qui reste en combinaison.

Toutes ces sources ayant été reconnues par M. Bouis, comme étant identiquement semblables , c'est sur la source du Torrent que le chimiste de Perpignan a exécuté les opérations analytiques dont nous allons donner le résultat.

SOURCE DU TORRENT, A VERNET,	
Analysée par M. Bouis.	

1,000 grammes d'eau renferment :

Température 39° c.	grammes.
1° Glairine......................	0,0140
2° Sulfure de sodium.............	0,0413
3° Carbonate de soude.............	0,1049
4° Carbonate de potasse...........	0,0093
5° Sulfate de soude..............	9,0185
6° Chlorure de sodium...........	0,0151
7° Silice.......................	0,0490
8° Sulfate de chaux.............	⎫
9° Carbonate de chaux...........	⎬ 0,0050
10° Carbonate de magnésie........	⎭
11° Alumine, traces de fer.........	0,0040
TOTAL des composants....	0,2579

SOURCE LLUPIA, A MOLITG,	
Analysée par Anglada.	

1,000 grammes d'eau renferment :

Température 38° c.	grammes.
1° Glairine......................	0,0075
2° Sulfure de sodium.............	0,0436
3° Carbonate de soude.............	0,0715
4° Carbonate de potasse.......,...	0,0119
5° Sulfate de soude..............	0,0141
6° Chlorure de sodium...........	0,0168
7° Silice.......................	0,0411
8° Sulfate de chaux......,......	0,0013
9° Carbonate de chaux...........	0,0025
10° Carbonate de magnésie.........	0,0002
11° Alumine, traces de fer.........	»
Total des composants....	0,2071

Nous avons placé la source Llupia en regard de la source du Torrent, parce que, comme nous l'avons dit au commencement de ce chapitre, en citant M. Bouis, juge on ne peut plus compétent en pareille matière, — les eaux Mercader sont utilisées dans les mêmes circonstances que les eaux de Molitg. Cela permet de constater, avec facilité, l'identité des deux sources. Il ne faudrait pas tenir compte ici de légères différences dans les nombres. Elles se retrouvent dans toutes les analyses faites sur la même eau et par le même chimiste. Comment pourrait-il en être autrement, avec des eaux différentes et des chimistes différents ?

Nous aurions voulu donner ici l'analyse de la source Llupia, rectifiée par M. Bouis et publiée par lui dans une Notice sur les bains de Molitg ; mais le sulfure de sodium n'y étant représenté que par 0,0146, nous n'avons pas cru devoir adopter un chiffre qui donnait, aux eaux de Molitg, une quantité de principe sulfureux trois fois moindre que celle contenue dans les sources Mercader.

Nous avons dû supposer qu'une erreur de typographie, dont nous ne devions pas profiter, pouvait s'être glissée dans les chiffres, ou que la même correction devait aussi être appliquée à l'analyse de l'eau de Vernet. L'égalité de température (38° C. S. Llupia, 39° C. S. du Torrent), et divers autres caractères spéciaux, rendent encore plus frappante l'analogie entre ces deux sources. Ces caractères spéciaux sont : la persistance du caractère sulfureux, la sursaturation gazeuse et l'onctuosité.

Persistance sulfureuse. —Les eaux thermales sont susceptibles de perdre avec tant de facilité leur caractère sulfureux, qu'il n'est pas rare de voir une source thermale ne présentant aucun prin- cipe sulfureux ; couler à côté d'une eau sulfureuse. On donne à ces sources l'épithète de *sulfureuses dégénérées*. Nous croyons qu'on peut en faire de pareilles à volonté, en les faisant filtrer à travers quelques mètres de sables et de cailloux. De même, une eau sulfureuse dégénérée reprendra bien sou- vent son premier caractère, en la faisant sourdre à quelques mètres plus loin. La désulfuration se fait plus ou moins rapidement, suivant une foule de cir- constances particulières, dépendant des localités, de l'étendue de la surface de l'eau, de la forme des vases, du diamètre d'ouverture, de l'aérification plus ou moins facile, etc. Nous n'avons expérimenté que sur deux litres d'eau de l'établissement Mercader : le premier litre, après 11 mois de bouteille, con- servait encore toute sa puissance de sulfuration. Nous sommes convaincu qu'elle peut la conserver encore plusieurs années. La seconde bouteille, qui avait été puisée à la même époque, fut débouchée et exposée à l'air : trois jours après, elle présentait encore ses réactions sulfureuses.

Cette eau jouit, évidemment, d'une ténacité de sulfuration toute particulière, qui doit la faire rechercher toutes les fois que l'on voudra appliquer l'eau sulfureuse aux maladies de la peau. C'est donc à cette fixité spéciale et surtout à sa température (1) à la source, qu'elle doit de conserver le principe minéralisateur plus longtemps que d'autres sources plus sulfureuses, mais plus chaudes.

Sursaturation gazeuse. — Les gaz, mais surtout le gaz azote, sont en si grande abondance dans la source du Torrent, qu'ils troublent pendant quelques instants la transparence de l'eau, et tapissent de nombreuses bulles gazeuses les parois du verre dans lequel on la reçoit. Une chose remarquable, et qui ne rend pas peu agréable le bain au moment où le baigneur s'y plonge, c'est cette myriade de petites bulles gazeuses qui recouvrent la surface du corps. Il nous est arrivé à nous-même d'être surpris de voir encore bon nombre de ces bulles et de les sentir courir sur notre corps, après demi-heure de séjour dans le bain. Si Anglada avait vu la source du Torrent,

(1) Il est reconnu que les eaux les plus chaudes sont celles qui perdent le plus promptement leur caractère sulfureux.

il n'aurait pas écrit que la source Llupia de Molitg
était la seule où il eût observé ce phénomène.

Onctuosité. — Les eaux Mercader sont si limpides, si douces, si onctueuses, si agréables, que
le baigneur s'y plonge avec délices. Nous savons
que toutes les eaux sulfureuses sont plus ou moins
douces et onctueuses, mais nous n'en connaissons
point d'autres que la source Llupia de Molitg, qui
jouisse de cette propriété avec autant d'intensité.
Cette propriété est due à la glairine et plus particulièrement au degré de sulfuration. Si des sources
plus sulfureuses ne jouissent pas également de cette
propriété, cela tient uniquement à leur température
trop élevée, qui permet au principe sulfureux de
disparaître, ou du moins d'être considérablement
altéré, avant qu'on puisse les employer pour bains.
Cette qualité ne rend pas seulement les eaux plus
agréables, mais elle leur donne une plus grande efficacité pour déterger la peau, et la rendre plus per-
méable aux agents minéralisateurs.

Nous bornons à ce qui précède, ce que nous
avons cru nécessaire de dire sur les propriétés chimiques des sources Mercader, et sur leur analogie
avec la source Llupia de Molitg. A quoi bon rappeler
ici les opérations délicates et les recherches minu-
tieuses de la chimie, pour arriver à la connaissance

intime des eaux minérales? *Les chimistes,* a dit Chaptal, *n'analysent que le cadavre des eaux.* De quelque importance que soient les services que la chimie rend à la thérapeutique, il faut convenir qu'elle ne saurait tout nous révéler. La chimie est pour les eaux minérales, ce que l'anatomie est pour le corps humain. C'est donc la physiologie des eaux qu'il faut approfondir; de même que pour connaître les actes vitaux de l'organisme humain, c'est encore la physiologie qu'il faut invoquer.

Troisième Partie.

—

CHAPITRE I.

Considérations préliminaires.

> Les eaux minérales conseillées
> à propos, deviennent un médica-
> ment efficace, autant qu'il est
> doux, agréable et d'une adminis-
> tration facile.　BORDEU.

Les sources thermales simples ou sulfureuses, ser-
vent, comme les volcans, de canal de dégagement
à diverses matières du sein de la terre, et sont un
moyen de communication de l'intérieur du globe avec
l'extérieur. Elles peuvent être considérées comme
les soupapes de cette vaste chaudière, toujours en
ébullition dans les entrailles de la croûte solide du
globe. A ce point de vue, la multiplicité de ces sources dans le département des Pyrénées-Orientales,
pourrait donc y expliquer, jusqu'à un certain point,
l'absence des tremblements de terre, qui se font
sentir, quoiqu'à de longs intervalles, dans les Hautes

et Basses-Pyrénées, moins richement dotées en eaux thermales.

La chaleur centrale (1) est un fait réel ; et, par les expériences qui ont été faites sur des puits artésiens, on a été amené à conclure qu'elle est la cause de la thermalité des eaux minérales (2). Dans le Roussillon, les sources les plus chaudes ont 75° et 78° C.; elles sont situées non loin d'Olette, sur la route de Mont-Louis. Il en est cependant dont la température s'élève à 100° C., et l'on cite en Islande des sources jaillissantes d'eau bouillante, les

(1) A mesure que l'on pénètre davantage dans la terre, la chaleur devient de plus en plus grande. On a déterminé que pour faire monter le thermomètre d'un degré, il fallait arriver à une profondeur de 25 mètres : il résulte de là que la température de la terre à 10 myriamètres de profondeur, est de 4000° centigr., ou 50° pyrométriques. A cette température, les laves, les roches feldspathiques sont en pleine fusion. C'est la plus forte chaleur que nous puissions produire, et à laquelle rien ne résiste. Il faut conclure de ce qui précède, que l'épaisseur de l'écorce solide du globe ne dépasse pas 1/60° du rayon terrestre.

(2) Il ne sera pas sans intérêt de donner ici l'opinion d'un savant illustre, sur la *thermalisation des eaux minérales*. M. Arago, se fondant sur une multitude de faits et d'observations, a établi, en principe, qu'il existe à diverses profondeurs dans les entrailles du globe, des dépôts et des réservoirs d'eau plus ou moins considérables. Ces eaux, par suite de leur poids, se fraient un chemin vers le centre, à travers les nombreuses fissures qui résultent du retrait des terrains divers. En absorbant le calorique du foyer central, elles se volatilisent, remontent à l'état de vapeur, et se chargent dans ce trajet ascensionnel des principes qui composent les eaux minérales.

3

unes continues, les autres intermittentes, désignées sous le nom de *Geyser*, qui signifie *bouillant* ou *furieux*. Le raisonnement dit que les eaux minérales, dans une localité donnée, doivent être d'autant plus chaudes qu'elles sont plus abondantes, et que les ramifications d'un gros tronc perdent d'autant plus de leur calorique, qu'elles rampent plus longtemps dans les terres avant de sourdre à leur surface.

En remontant vers l'antiquité, nous voyons que les eaux minérales étaient regardées comme un présent des cieux ; aussi, étaient-elles placées sous la protection de quelque divinité. Dans ces temps d'ignorance et de superstition, on était dans la persuasion que les eaux minérales jouissaient d'une sorte de vie particulière, qu'elles avaient dans leur composition et leur manière d'agir quelque chose de surnaturel et même de divin. Cela doit d'autant moins nous surprendre, qu'aujourd'hui même, dans ce siècle de lumières et de progrès, le public s'enthousiasme de préférence pour les sources les plus chaudes, et leur accorde des vertus plus curatives en raison de leur plus haute température (1). Cepen-

(1) On a prétendu que la thermalité des eaux secoue, d'une manière particulière et heureuse, l'énergie de tout le corps, etc. Nous ne comprenons pas comment le calorique excessif pourrait agir ainsi, si ce n'est en frappant d'apoplexie ; nous croyons plus à l'expérience qu'aux préjugés.

dant, l'expérience de tous les jours est là pour nous prouver que l'on ne se plongerait pas sans danger dans une eau minérale à haute thermalité, et que l'eau sulfureuse perd la plus grande partie de ses principes sulfureux, pendant que sa température s'abaisse au degré convenable pour bains. C'est encore l'expérience qui nous prouve que l'eau sulfureuse froide, ou à peu près, est impuissante à produire les réactions critiques indispensables à la curation des maladies. Ces considérations nous amènent logiquement à proclamer la puissance curative des eaux sulfureuses, dont la température, analogue ou peu supérieure à celle du corps, permet de les utiliser immédiatement avec toute la puissance de leur principe minéralisateur.

En lisant tout ce qui a été écrit sur les eaux minérales, on trouve des éloges outrés ; il semble qu'avec elles seules on peut guérir toutes les maladies, les plus anciennes et les plus rebelles. C'est peut-être ce qui a causé l'erreur contraire des médecins, qui ont avancé que toutes les eaux minérales conviennent également dans toutes les affections chroniques, et que leur efficacité est due uniquement au voyage et aux distractions.

Sans nier les avantages immenses résultant des influences hygiéniques qui sont un puissant auxiliaire de la cure minérale, il nous suffira, pour combattre cette opinion, de demander à ces médecins si les charmes d'un beau site, quelque merveilleux qu'il soit, suffisent pour guérir des paralysies, des rhumatismes chroniques, etc.; s'il n'est pas des névroses qui ont cédé sous l'influence des eaux sulfureuses, après avoir résisté aux voyages et aux plaisirs de tout genre, etc.?

Les eaux thermales présentent au médecin observateur une mine féconde, un fonds inépuisable. Aussi, prions-nous nos lecteurs de ne pas oublier qu'ils n'ont sous les yeux qu'une courte notice, destinée uniquement à signaler à leur attention les principales applications des eaux sulfureuses, et plus particulièrement des sources Mercader, qui offrent, sous ce rapport, des avantages précieux et spéciaux dans certaines maladies.

CHAPITRE II.

Mode d'action des eaux minérales en général, et des eaux sulfureuses en particulier.

Les eaux minérales naturelles, dont la puissance curative est attestée par les témoignages de l'antiquité et l'expérience des siècles, constitueraient une des armes les plus puissantes pour combattre les maladies chroniques, si nous possédions la notion véritablement scientifique de leur action curative. On distingue, dans un médicament, l'action *dynamique* et l'action *spécifique* (1). Une source minérale est un médicament composé par les mains de la nature, et, quelle que soit sa composition chimique, elle produit sur le malade qui est soumis à son influence, un effet primitif, direct, dynamique, et un effet secondaire, éloigné, spécifique. L'action primitive, directe, détermine dans toute l'économie des mouvements qui sont le rétablissement ou l'exagération des fluxions physiologiques, telles que les sueurs abondantes provoquées par les eaux sùlfureuses à température élevée, l'augmentation de la sécrétion urinaire sollicitée par les eaux alcalines, les purgations produites par les eaux salines, etc. L'action secondaire est bien plus difficile à étudier; elle exige, de la part du médecin, une analyse approfondie des guérisons et des revers, et le séjour auprès des sources. L'analyse chimique peut nous mettre sur la voie de la première ; mais elle est impuissante à nous indiquer la seconde, que l'expérience clinique seule peut nous faire connaître. Tandis que l'action primitive détermine une solution immédiate de la maladie par des phénomènes critiques de dérivation ou de révulsion, l'action secondaire agit lentement, peu à peu, et produit des effets

(1) Prenons des exemples : L'action dynamique du quinquina est tonique, stimulante, et son action spécifique s'exerce sur les fièvres périodiques. L'action dynamique du mercure est hyposthénisante, et son action spécifique détruit la syphilis, etc., etc.

régénérateurs qui rétablissent la santé. Bon nombre
de guérisons n'ont lieu qu'après que l'usage des
eaux a cessé depuis un temps plus ou moins long ;
et rien ne peut nous en donner la raison, si ce
n'est la connaissance de cette double action des
eaux minérales. C'est encore elle qui, dans certains
cas, détermine le médecin à continuer l'emploi des
eaux, alors même qu'il n'en obtient momentanément
que de faibles résultats.

Les eaux des Thermes Mercader ne sauraient
faire exception à cette règle. Nous trouverons donc,
à côté de leur action dynamique, leur action curative spécifique.

L'expérience clinique a consacré , depuis des
siècles, l'utilité, la spécificité même du soufre et de
ses composés , dans les maladies chroniques de la
poitrine, dans les affections de nature rhumatismale,
dartreuse, scrofuleuse , dans l'affection hémorrhoï-
dale, etc., etc. Il serait donc insensé de nier l'action spécifique des eaux thermales sulfureuses dans
les maladies précitées. Nous verrons bientôt que
l'action générale des eaux thermales sulfureuses
est hypersthénisante ; mais, à côté de la stimulation
qu'elles opèrent, se trouve l'action curative spécifique. Elles pénètrent dans tous les tissus , en modi-
fiant à la fois les parties solides et les parties liquides.
De toutes les eaux minérales , les sulfureuses sont
celles qui exercent sur l'organisme l'action la plus
durable et la plus merveilleuse.

CHAPITRE III.

Mode d'action des eaux Mercader prises en bains.

Il y a deux choses à considérer dans l'eau sulfureuse prise en bains : le principe minéralisateur et la
température du bain. Le bain est dit froid au-dessous
de 25° C., frais au-dessus de 32° C., tempéré de
32 à 36° C.; au-dessus de 36° C. il est dit chaud, et
très-chaud au-dessus de 40° C. Le sulfure de sodium dissous dans l'eau, produit une légère excitation
de la peau qui réagit sur toute l'économie; avec l'eau
de la *source du Torrent*, cette excitation n'a rien de
pénible ; au contraire, les bulles gazeuses qui prennent naissance dans son sein , se groupent sur le
corps sous forme de myriades de perles, et courent,
pour ainsi dire, à sa surface à mesure que l'on fait
quelques mouvements , l'onctuosité et la limpidité
des eaux, jointes à leur douce température, rendent
ces bains fort agréables. Mais si nous élevons la température du bain, si nous avons recours à la *source
Ursule*, nous aurons alors un bain qui pourra
atteindre 39° 1/2 C., température supérieure à celle
de l'agrégat vivant. Alors, le bain cède au corps une
partie de son calorique ; il s'ensuit une excitation
assez vive pour accélérer la circulation et donner
lieu à une sorte de fièvre artificielle, à de l'insom-

nie, etc. Par ce moyen on obtient une fièvre de
coction ; on dirige l'élimination critique du côté de
la peau. Cette fluxion vers la surface cutanée se
produit quelquefois sans fièvre appréciable , et se
manifeste par de petites papules ; mais, quand la
fièvre est intense, l'éruption est vésiculeuse et peut
devenir confluente. On comprend, dès-lors, la réa-
lité et l'importance de l'action médicatrice de pareils
bains dans les affections chroniques internes, dans
celles surtout qui sont liées à un état humoral,
telles que les dartres, les scrofules, le rhumatisme, dans les phlegmasies viscérales, etc., etc. Nous
avons vu cette éruption, que l'on désigne sous le
nom de *poussée,* se montrer souvent, mais modérée,
à la suite des bains tempérés et de courte durée ;
tandis que, pour l'obtenir, on doit ordinairement
donner les bains à une température de 36 à 38° C.,
et d'une durée plus prolongée.

Effets immédiats du bain chaud.—Un bain chaud
peut être administré de 36 à 45° C. Au moment de
l'immersion, les malades éprouvent une sensation
de chaleur vive et mordicante sur toutes les parties
mouillées ; ils ressentent un malaise, un spasme
accompagné d'anxiété et de gêne dans la respiration. Au bout de quelques minutes, la respiration
se trouve accélérée, la soif ardente ; le visage rouge,

gonflé ; les yeux saillants, injectés ; les artères tempo-
rales battent avec force ; la tête s'échauffe , devient
lourde, et des vertiges se manifestent; enfin la sueur
coule en abondance. Une excitation aussi violente
n'est qu'exceptionnellement nécessaire pour obtenir
des eaux leurs effets curatifs. Elle peut même , dans
certains cas , devenir funeste ; aussi est-il d'une indispensable nécessité qu'un médecin habile puisse,
suivant le cas , la modérer ou l'activer , et toujours
en surveiller attentivement les effets.

Les bains chauds ne sauraient convenir aux enfants, aux femmes, aux vieillards, ni aux personnes d'un tempérament nerveux et irritable. Leur
durée doit être très-courte ; il serait dangereux de
passer plus de cinq ou dix minutes dans l'eau très-
chaude. Elle pourrait déterminer un raptus sanguin
ou coup de sang, et même une apoplexie. Pour
les enfants, l'eau minérale pourra être atténuée par
son mélange avec l'eau ordinaire, prise, comme
nous le conseillons toujours, dans des conditions à
ne pouvoir porter aucune atteinte à sa sulfuration.

Nos sources étant, les unes douces, onctueuses,
d'une température peu élevée, et les autres plus
fortes, plus chaudes, peuvent se prêter merveilleu-
sement à tous les besoins. La température et la
durée du bain seront subordonnées à la suscepti-
bilité particulière à chaque malade. Dans l'impos-
sibilité où se trouve le médecin de déterminer à

priori le degré d'excitabilité individuelle, il sera toujours prudent de commencer par les bains les plus tempérés, pour s'élever au besoin à une plus haute température. Dans un bain très-thermal, le calorique est un agent dont on doit redouter les effets. On doit, presque toujours, préférer pour les maladies chroniques les bains prolongés, par conséquent d'une température modérée. On a fait remarquer avec raison, qu'un bain de 10 heures, divisé en dix bains d'une heure, n'équivalait pas à un seul bain de 6 heures. En général, la température la plus convenable est celle de 32 à 36° C.

Il est de toute évidence que les eaux thermales sulfureuses prises en bains, peuvent rendre les plus grands services dans les rhumatismes chroniques apyrétiques, dans la goutte vague atonique, dans la scrofule externe, dans la gale et les dartres. Il est reconnu que les eaux sulfureuses sont bien souvent souveraines dans les *dermatoses*; mais, dans l'application, il faut distinguer avec soin les maladies cutanées anciennes, dépourvues d'inflammation et qui attaquent des individus lymphatiques, de celles qui sont récentes et coïncident avec un tempérament nerveux. Dans le premier cas, on aura recours aux sources fortes, tandis que, dans le second, les plus faibles sont préférables. L'établissement Mercader présente la facilité de faire un pareil choix. Les flux muqueux chroniques non fébriles (fleurs

blanches, otorrhée, etc.), les phlegmasies superfi-
cielles des membranes muqueuses (irritations des
voies digestives, urinaires, etc.), sont aussi heu-
reusement combattues par nos eaux.

C'est dans cette classe de maladies que les eaux
sulfureuses produisent des cures qui, pour bien des
personnes, tiennent du merveilleux. Elles peuvent encore déterminer le flux hémorrhoïdal et ré-
tablir les menstrues supprimées.

Heure du bain. — L'usage a déjà établi qu'il faut
prendre le bain, le matin, à jeun. Nous allons en
dire le pourquoi, que tout le monde ne sait peut-
être pas apprécier à sa juste valeur. Introduire du
liquide dans l'organisme par l'absorption cutanée
étant le but du bain médicamenteux, il est clair
que, plus le système vasculaire sera vide, quand on
entre dans le bain, plus l'absorption sera grande.
C'est donc le matin, après le repas de la nuit, après
la transpiration et la digestion de la veille, et avant
qu'on ait rien mangé, que le corps se trouve dans
les meilleures conditions pour atteindre le but de
l'absorption.

On croit communément que les eaux réussissent,
lorsqu'après les premiers bains les malades éprouvent une exaspération de leurs souffrances. Il faut,
au contraire, en ne permettant que des bains à une
température douce, éviter, si cela se peut, cette

recrudescence qui peut devenir elle-même très-
nuisible. On est autorisé à penser que le bain est
salutaire, lorsque le malade éprouve une sueur douce
et prolongée, et un sentiment de bien-être général.
Pour ne pas troubler ce travail consécutif, on doit
se coucher après le bain, sans beaucoup se couvrir,
et ne prendre des aliments qu'après un repos convenable.

CHAPITRE IV.

Du mode d'action des eaux Mercader prises en douches.

On donne le nom de douches, à une colonne
d'eau qui vient frapper, d'une manière continue,
une partie quelconque du corps soumise à son action dans un but thérapeutique. On peut, à volonté,
en augmenter la durée, la force et la température.
Leur action, toute locale, peut pourtant déterminer
une grande excitation à la peau, sans qu'on ait à
redouter l'état de pléthore qui résulte du bain à
une température élevée. Il sera donc avantageux
d'avoir recours à la douche, toutes les fois que l'on
ne voudra obtenir que l'effet irritant local sur la
peau, et l'excitation fébrile, mais passagère, qui en
est la conséquence. C'est surtout les maladies toutes
locales qui doivent être attaquées par les douches
plutôt que par les bains. Toutefois, les bains géné-

raux , l'eau en boisson et les douches devront être
employées concurremment, lorsque la lésion locale
sera la manifestation d'une diathèse telle que la
scrofule et le rhumatisme, etc.

Les entorses , les luxations anciennes , les engorgements articulaires , les rétractions des muscles et des tendons, la faiblesse des membres, les
paralysies partielles, offront des cas où les douches
sont employées avec avantage. Elles excellent également dans la sciatique, le lumbago, les fausses
ankyloses. Enfin , les plaies fistuleuses avec ou sans
carie, les vieux ulcères, en un mot toutes les
affections où il s'agira d'exciter énergiquement
l'économie animale , seront efficacement combattus
par nos eaux administrées en douches et en bains.

Les douches sont descendantes , ascendantes et
latérales ; à l'aide de divers ajustages en cuivre et
en gomme élastique , on en varie à l'infini la forme
et la force. Les appareils en gomme élastique les
rendent d'un emploi facile et commode , dans des
maladies où elles sont de la plus grande utilité ,
telles que les engorgements de la matrice, la leucorrhée aujourd'hui si fréquente , les maladies de
l'anus, de l'oreille, des yeux , des fosses nasales ,
etc. Avec leur secours , le malade n'est plus dans la
pénible obligation de mettre une personne étran-
gère dans la confidence de ses infirmités.

Chaque douche d'eau sulfureuse chaude a sa congénère d'eau pure froide; c'est ce qu'on appelle *douches jumelles*. La douche froide succédant à une douche très-chaude, peut produire, suivant les cas et le mode d'administration, des effets variés : tantôt elle est un puissant sédatif du système nerveux ; tantôt elle modère l'action trop excitante que la douche chaude a produite; enfin , elle peut agir comme tonique, en préservant les tissus qu'elle frappe, de la faiblesse et du relâchement résultant de l'excitation vive, mais passagère, qui est la conséquence de la douche sulfureuse chaude.

Ce serait ici le lieu de nous occuper également des *affusions*, qui consistent à verser le liquide (ordinairement l'eau froide) sur le corps ou sur l'une de ses parties; des *bains de surprise* ou d'*ondée*, qu'on appelle encore *douches écossaises*, dans lesquels le malade reçoit cette pluie froide d'une manière brusque et inattendue ; de l'*immersion,* où la partie plonge entièrement dans le liquide. Ces divers moyens, dont nous faisons, avec succès, un fréquent usage dans les névralgies apyrétiques , l'hypochondrie , l'hystérie , etc., sont un élément puissant de guérison. Leur association avec les eaux thermales sulfureuses présente des avantages précieux et incontestables, dont les praticiens doivent sentir toute l'importance.

CHAPITRE V.

Action des eaux Mercader prises en boisson.

Ce n'est pas seulement en bains et en douches que nos eaux sont employées ; on en fait aussi un usage pour ainsi dire général, en boisson et en vapeurs ; et bien souvent elles sont prises, tout à la fois, en bains, douches, boisson et vapeurs.

La *Buvette de santé* , source spécialement consacrée à la boisson, est rivale des Eaux-Bonnes, dont elle a la température et les propriétés. Elle est claire, limpide, douce au toucher, et légèrement chargée de petits flocons de glairine. Sa saveur est douceâtre ; son odeur désagréable rappelle celle des œufs couvis. Aussi lui trouve-t-on des estomacs rebelles. On est alors obligé de la couper avec du lait, du sirop de gomme, de groseilles, etc. ; ce qui a l'avantage d'en mitiger l'activité et d'en déguiser la saveur. L'eau se prend ordinairement le matin à jeun, et le soir avant de se coucher. On peut en boire après le bain ; jamais avant, par la raison que ce serait autant de perdu pour l'absorption cutanée. La dose en est d'un demi-verre à deux et même quatre verres par jour, suivant les cas. Cette règle ne saurait être invariable ; nous avons quelquefois

conseillé aux baigneurs de la prendre aux repas,
coupée avec du vin ou mêlée à l'eau ordinaire ; il
en est même, mais c'est rare (1), qui en font usage
à l'exclusion de toute autre boisson. Le médecin
doit régler l'administration de l'eau en boisson,
et ne jamais permettre de pareils écarts.

Prise avec modération, l'eau sulfureuse de la
Buvette de santé a une action tonique, stimulante,
dont tous les organes ressentent bientôt l'influence.
Elle augmente la transpiration ; les urines deviennent plus abondantes, l'appétit plus vif et plus sou-
tenu. Prise en plus grande quantité, elle augmente
la fréquence du pouls et la chaleur de la peau ;
enfin, bue en abondance, les muqueuses charrient
de l'acide hydrosulfurique, et la peau peut exhaler
une odeur de soufre bien caractérisée. C'est, sans
doute, à cette action dépurative qu'elle doit son efficacité contre les dartres, les rhumatismes chroniques et la goutte atonique. C'est encore l'excitation générale qu'elle produit, qui la rend très-utile
dans les maladies scrofuleuses. Il ne faut pas oublier
que, pour les affections viscérales, la boisson abondante profite beaucoup plus que le bain lui-même.
Enfin, de son emploi sagement combiné, on retire,
comme à Bonnes, la plus grande utilité dans la

(1) Tel est le cas du sujet de la 2ᵉ Observation.

phthisie tuberculeuse commençante et le catarrhe pulmonaire chronique.

L'emploi des préparations sulfureuses dans les maladies de poitrine, remonte à une haute antiquité. Dioscoride et Pline conseillaient le soufre à l'intérieur et à l'extérieur dans ces maladies, et Galien envoyait ses phthisiques en Sicile, pour y respirer les vapeurs des volcans.

Les eaux sulfureuses contiennent naturellement, à l'état gazeux, un corps incolore qui tend sans cesse à se dégager, et donne lieu à cette odeur spéciale d'œufs couvis. C'est le gaz acide hydrosulfurique qui, quand les eaux sont prises avec mesure, exerce une action stupéfiante manifeste sur le système nerveux et sur le sang, et diminue ainsi l'excitation fluxionnaire du poumon dans les catarrhes chroniques et dans les phthisies commençantes. Voilà comment s'expliquent les heureux effets des eaux sulfureuses prises en boisson, dans les maladies dont il vient d'être question.

S'il a été possible de contester l'efficacité des sources sulfureuses dans la phthisie pulmonaire, il n'en saurait être ainsi dans le catarrhe chronique. La réputation des eaux minérales sulfureuses tenant en dissolution de l'hydrosulfate de soude ou sulfure de sodium (expression aujourd'hui adoptée), est devenue populaire dans le traitement de la pulmonie. Sans doute l'on a cru bien souvent avoir

guéri une affection tuberculeuse, quand on n'avait
traité qu'un catarrhe pulmonaire chronique. Mais
aujourd'hui, depuis les beaux travaux de Laënnec,
ces erreurs ne sont plus possibles, et MM. Dalmas
et Andral ont constaté, de la manière la plus posi-
tive, la guérison des tubercules pulmonaires.

CHAPITRE VI.

De l'action des eaux Mercader prises en vapeurs.

Les vapeurs appliquées à la médecine constituent
une méthode thérapeutique popularisée surtout par
le docteur Rapou. Il est vraiment douloureux d'a-
voir à constater que cette excellente médication
soit si généralement négligée.

Dans l'*Établissement Mercader*, outre le salon sulfuraire, où sont établis des tuyaux d'aspiration,
il existe deux *vaporarium* à voûte cylindrique, re-
cevant les vapeurs qui se dégagent naturellement
des sources les plus chaudes. Ces vapeurs, constamment à une température de 36° centigr., sont
chargées de gaz acide sulfhydrique qui se dégage li-
brement des eaux. A cette température, que les malades supportent aisément, les vapeurs déterminent
bientôt une sueur abondante qui porte vers la peau
les mouvements critiques. Elles deviennent ainsi un

puissant auxiliaire des bains et des douches, dans
la cure de la plupart des maladies que nous avons
déjà signalées. Ces sueurs critiques sont aussi la
conséquence des bains suivis de l'eau en boisson,
quand le malade sort du bain pour aller se reposer
dans son lit. Nous n'insisterons pas davantage sur
ce point qui est généralement connu.

Nous ferons remarquer ici, que l'expérience de
tous les jours nous prouve qu'on supporte plus facilement la chaleur élevée d'un bain de vapeur, que le
même degré de température d'une eau simple ou sulfureuse. Cette tolérance de l'organe cutané pour les
vapeurs se conçoit et s'explique physiologiquement.
Mais, toutes les fois qu'il sera question des vapeurs
appliquées aux maladies des organes thoraciques,
il ne faut, au contraire, plus compter sur une
pareille tolérance. Un bain très-chaud qui agirait
sur toute la peau à la manière d'un léger sinapisme,
pourrait provoquer une révulsion salutaire, tandis
que les vapeurs à température élevée produiraient
dans les poumons une perturbation désastreuses

La méthode *atmidiatrique* (1) paraît appelée à
prendre de larges proportions, comme voie d'intro-
duction des substances médicamenteuses volatiles
et gazeuses dans le torrent de la circulation, puis
comme moyen de porter dans les voies aériennes

(1) ατμις vapeur, ιατρεια médecine.

altérées , des substances qui les modifient topi-
quement.

Les inhalations d'éther et de chloroforme ont
démontré tout ce que l'on peut attendre de l'administration des médicaments réduits en vapeurs.

La surface respiratoire se prête , d'une manière
toute spéciale, à l'absorption des vapeurs médicamenteuses : son étendue très-considérable , résultant
de la multiplicité des cellules pulmonaires , permet
à la vapeur inspirée de se mettre en contact avec
l'une des plus grandes surfaces absorbantes du corps
humain. Nul autre appareil n'est donc mieux dis-
posé pour l'absorption gazeuse. L'expérimentation
directe prouve que l'inhalation de divers gaz , tels
que l'acide hydrosulfurique , etc·, est promptement
suivie des effets propres à l'action de ces corps.

Il est donc de toute évidence que si les eaux
sulfureuses prises simplement en boisson, comme
aux *Eaux-Bonnes,* sont très-utiles dans les maladies
des organes de la respiration , leurs effets seront
plus marqués et plus sûrs , si elles agissent directement par les vapeurs.

Ainsi que nous l'avons fait pour les bains , nous
distinguons dans les vapeurs deux choses essen-
tielles : les gaz qui en forment la base , et le degré
de chaleur. Les gaz exercent sur les organes pulmonaires une action curative spécifique , d'abord
locale , puis générale , quand ils ont pénétré dans le

torrent circulatoire. La chaleur, au contraire, exerce une action purement et simplement locale, qui cesse avec la cause qui l'a produite, mais qui peut amener aussi les plus fâcheuses conséquences, en ce qu'elle aggrave l'irritation ou les symptômes inflammatoires des organes de la respiration. C'est pour n'avoir pas tenu compte de cette action multiple des vapeurs sulfureuses, que l'on n'a pas obtenu tous les effets que l'on était en droit d'en attendre. De cette distinction bien comprise découlera certainement une pratique féconde en heureux résultats.

Jusqu'à ce jour, l'on a fort mal apprécié l'action des vapeurs sulfureuses, et leur meilleur mode d'emploi dans les maladies du larynx, des bronches, dans les phthisies tuberculeuses, les hémoptysies, etc.

En général, dans ces maladies, les vapeurs sulfureuses sont employées à une température trop élevée, et l'on conseille aux malades de les inspirer le plus longtemps possible. Ceux-ci, dans la conviction que leur retour à la santé est à ce prix, font tous leurs efforts pour respirer longtemps ces vapeurs chaudes. Mais, malheureusement, ils n'arrivent le plus souvent qu'à aggraver leur état. En effet, les vapeurs sulfureuses trop chaudes procurent une grande gêne dans la respiration qui devient plus fréquente et plus courte, précipitent la circulation sanguine, surexcitent les membranes muqueuses du larynx, des bronches, et conges-

tionnent le parenchyme pulmonaire lui-même. Enfin,
le malade éprouve une anxiété aussi marquée que
celle qui résulte d'un bain très-chaud. On conçoit
parfaitement que le sang se portant alors en abondance sur des organes déjà altérés, il puisse en
résulter une phlogose considérable. Cet état fluxionnaire du poumon favorise donc l'hémoptysie, contre
laquelle on avait dirigé le traitement par les vapeurs ; enfin , il détermine la fonte des tubercules
existants , et provoque la formation de nouveaux
chez le malade atteint de phthisie. Au contraire, si
les vapeurs sulfureuses sont à une température telle
que le malade puisse les respirer longuement, sans
que la circulation artérielle et veineuse en soit accélérée , sans que le corps se couvre de sueur , leur
inspiration n'aura rien de pénible , la respiration
restera normale, une douce moiteur se manifestera
à la peau, et le malade pourra avec satisfaction les
supporter longtemps et sans effort. Alors les membranes muqueuses seront adoucies, lubrifiées, pour
ainsi dire , par les vapeurs humides, et le gaz sulfhydrique absorbé dans l'inspiration, exercera sur
les muqueuses du larynx, des bronches, sur le
poumon lui-même et sur le sang, l'action stupéfiante sédative qui concourt à la guérison des organes respiratoires.

Il résulte clairement de ce qui précède, que la
température trop élevée des vapeurs sulfureuses ne

détruit pas seulement leur action spécifique , mais encore les rend nuisibles dans les affections pulmonaires. L'Observation XIIIe en est une preuve évidente. En général, dans ces maladies, la médication hydrosulfureuse doit être mise en œuvre, en boisson et en vapeurs.

Disons, en terminant ce chapitre, qu'il en est des eaux sulfureuses appliquées au traitement de la phthisie tuberculeuse, comme de tous les médicaments héroïques qui peuvent avoir une action, ou nuisible et quelquefois même toxique , ou salutaire et le plus souvent curative, selon que leur administration est réglée par la main d'un praticien prudent et habile.

Si les médecins doivent prendre ce principe pour règle de conduite, lorsqu'ils conseillent à leurs malades l'usage des eaux sulfureuses, les malades, à leur tour, doivent écouter attentivement ces conseils et les suivre avec une patiente exactitude , tout écart dans l'emploi des eaux sulfureuses , soit en boissons, soit en vapeurs, ne pourrait qu'aggraver leur état, bien loin de l'améliorer.

C'est d'après les considérations pratiques qui précèdent , et auxquelles nous donnerons plus tard le développement qu'elles méritent, que nous avons introduit dans l'Établissement Mercader une méthode de traitement des maladies du poumon , par laquelle nous sommes parvenu à améliorer l'état de cet or-

gane, avec la certitude de ne jamais rien faire qui
puisse aggraver la maladie. Du reste, dans l'intérêt
des malades aussi bien que de son Établissement,
M. Mercader fait refuser rigoureusement, et par
notre ordre, l'usage des eaux au baigneur qui
pourrait en retirer de fâcheux effets.

CHAPITRE VII.

Contre-indications générales des eaux sulfureuses.

L'état fébrile actuel est une contre-indication
formelle des eaux sulfureuses ; il faut attendre que
la fièvre ait cessé depuis longtemps. Les hémorrha-
gies qui sont liées à un état fluxionnaire, sont une
contre-indication ; cependant, si l'hémorrhagie
était sous la dépendance d'une atonie générale, elle
pourrait retirer de très-bons effets des eaux sulfureuses : c'est ainsi, par exemple, qu'une métror-
rhagie pourra être guérie dans ce dernier cas, tandis qu'elle serait aggravée dans le premier. Il est
possible de faire la même distinction dans tous les
états morbides qui peuvent, suivant l'occurrence,
être, devenir, ou cesser d'être une contre-indication ; l'état nerveux élevé à un degré suffisant
d'éréthisme, les maladies du cœur et des gros vais-
seaux, sont aussi des contre-indications tempo-
raires ou définitives. La pléthore contre-indique
pareillement l'emploi des eaux sulfureuses ; il faut

la faire cesser , surtout lorsque les eaux sont prises
en bains à une haute température. Sans cette pré-
caution , les sujets pléthoriques pourraient , entre
autres accidents , se voir frappés d'apoplexie (1).
Les cas de cette nature ne sont pas rares ; mais ils
ne sauraient se produire dans notre Établissement,
où les bains les plus chauds n'ont naturellement
que 39° 1/2 centigr. ; personne d'ailleurs, ne prend
des bains à la *source Ursule* , que par notre ordre
et sous notre surveillance expresse.

En terminant ces considérations médicales sur
les eaux sulfureuses de Vernet , nous donnerons un
avis aux baigneurs, à ceux surtout qui habitent des
pays où la chaleur est vive et constante. Le vallon
de Vernet doit, à une situation exceptionnelle,
d'être à l'abri des grands vents qui souvent désolent
la plaine. On n'y trouve point ces variations atmosphériques , brusques et fréquentes , qui s'observent
dans les gorges des montagnes et particulièrement
dans les Hautes-pyrénées; loin de là , la température y est d'une uniformité remarquable pendant
la saison des bains. Néanmoins , les baigneurs de-

(1) Nous pourrions citer un fait qui s'est passé presque sous nos
yeux. Un homme, jeune encore, qui avait usé avec avantage des
eaux sulfureuses tempérées, résolut d'essayer, avant de partir,
d'une source à une haute thermalité. Il prit un bain qui, peu
d'instants après, détermina une apoplexie foudroyante ; c'était le
jour fixé pour son départ.

vront se prémunir contre la fraîcheur et l'humidité du matin et du soir. Il faut avoir des vêtements capables d'entretenir toujours une douce température autour du corps. La peau ne doit jamais être sèche ; une moiteur légère et constante est indispensable aux bons effets des eaux ; sans cette condition, leur effet stimulant peut porter son action sur les organes internes, et notamment sur ceux qui sont déjà affectés.

———

Nous avons déjà dit, dans la deuxième partie de cette notice, que l'Etablissement était chauffé pendant l'hiver au moyen des sources N°s 5 et 6, qui entretiennent dans les appartements une température constante de 16° C. Ces moyens de chauffage, établis à grands frais, ont évidemment pour but d'attirer les malades pendant l'hiver. Ceci nous amène donc à nous expliquer brièvement sur l'action des eaux durant cette saison. En général, les eaux sulfureuses peuvent être prises avantageusement en toute saison ; mais leurs effets sont évidemment moins puissants en hiver qu'en été. Cependant il est tout une classe de malades qui peut, surtout l'hiver, en retirer des avantages spéciaux. Ce sont les malades atteints d'affections de poitrine, qui ont le plus grand intérêt, dans la saison rigoureuse, à

se mettre à l'abri des vicissitudes atmosphériques.
Ils trouveront donc à la fois, dans l'Etablissement
Mercader, et une température douce et constante,
et l'action curative spécifique des eaux sulfureuses.

CHAPITRE VIII.

Observations de diverses maladies chroniques traitées par les
eaux des **Thermes Mercader**.

Les affections chroniques exigent, ordinairement,
la présence des malades dans les établissements
thermaux, pendant plusieurs saisons consécutives.
Bien que les malades dont il va être question ne se
trouvent pas dans cette condition, les observations
que nous allons publier n'en seront pas moins con-
cluantes. Nous ne donnerons pas à ce chapitre toute
l'extension dont il serait susceptible, pour ne pas
reproduire plusieurs fois les mêmes faits.

RHUMATISME GÉNÉRAL, MUSCULAIRE ET ARTICULAIRE, AVEC DÉRAN-
GEMENT DES VOIES DIGESTIVES ET URINAIRES. — GUÉRISON TRÈS-
PROMPTE.

Observation I.—En janvier 1851, Isidore T....,
de Mosset (Pyrénées-Orientales), âgé de 39 ans,
crut avoir contracté les fièvres, à la suite d'un froid
qu'il éprouva au sortir d'un bal. Au bout de dix

jours, il ressentit de vives douleurs dans les articu-
lations et dans l'abdomen, avec constipation, émis-
sion des urines difficile et douloureuse, etc. Les
douleurs rhumatismales ayant redoublé d'intensité
et s'étant emparées du système musculaire, Isidore
T.... s'alita, le 22 février, ne pouvant ni manger,
ni exécuter seul aucune fonction. C'est le 15 juin,
dans l'état ci-dessus, que ce malade a été amené
à Vernet, après cinq mois de cruelles souffrances.
Divers traitements par les bains sulfureux artificiels, les saignées, les évacuants, etc., etc., avaient
été employés sans succès; il n'en était jamais résulté
qu'une amélioration passagère. Transporté dans le
bain, les trois premiers jours, ce malade essaya le
quatrième jour de s'y rendre avec l'aide de deux
personnes qui le soutenaient; le cinquième jour, il
va au bain avec le seul appui d'un long bâton. Enfin,
après quinze jours d'un traitement qui a consisté en
dix bains, trois douches et, tous les jours, quatre
verres d'eau de la *Buvette de santé*, les douleurs ont
disparu, les mouvements des membres ont été faciles; les doigts, d'abord violemment contractés, sont
devenus flexibles; le malade a pu se servir de ses
mains, pourvoir lui-même à tous ses besoins, et
marcher sans le secours du bâton; l'appétit était revenu; la constipation et la dysurie n'existaient plus.
Ce malade est reparti fin juin, promettant de revenir après certains travaux des champs qu'il avait à

surveiller. Cette guérison surprenante a été défini-
tive, et le malade, qui n'est qu'à 29 kilomètres de
Vernet, n'est pas revenu.

RHUMATISME CÉRÉBRAL.

Observation II. — M. Pierre C...., employé
au bureau principal de la douane à Porpignan, âgé
de 40 ans, d'une forte constitution et d'un tempérament bilioso-sanguin, fut pris, en août 1850, à
la suite d'une grande fatigue, avec sueurs et
refroidissement, d'une vive douleur à la région
temporale des deux côtés de la tête. Cette douleur
dura vingt jours, au bout desquels elle abandonna
cette position, pour se faire sentir lancinante et
profonde dans l'intérieur de la cavité encéphalique.
Les muscles de la région postérieure du cou étaient
aussi le siége de fortes douleurs, que réveillaient
les mouvements de la tête, soit en avant, soit en ar-
rière. Depuis l'invasion de la maladie, la douleur
encéphalique s'est constamment fait sentir à différents intervalles du jour, mais plus particulièrement pendant la nuit. Après onze mois de souffrances, après avoir mis en usage les traitements
les mieux ordonnés, le malade a été dirigé sur le
Vernet, par M. le docteur Passaman. Arrivé le 10
juillet dans l'Établissement, Pierre C..... ne put
quitter la chambre de toute la journée, un seul ins-

tant, tant était vive la douleur. Le lendemain 11 et les jours suivants, une amélioration notable résulta de l'emploi des eaux prises en boisson, bains, douches et vapeurs. Une éruption critique considérable se manifesta sur toutes les parties du corps. L'eau sulfureuse a été bue en abondance ; elle formait l'unique boisson du malade, même pendant les repas. L'eau étant très-bien supportée, nous n'avons pas cru devoir en régler l'emploi. Un bain de longue durée, pris tous les matins, était accompagné de douches légères sur la région cervicale. Quelques douches sur les extrémités inférieures et deux bains de vapeurs complétèrent le traitement, qui, au bout de 18 jours, permit au malade de repartir parfaitement guéri. Cette observation intéressante constate une maladie dont plusieurs médecins ont nié l'existence (1).

Nous ne passerons pas à un autre ordre de maladies, sans faire connaître une lettre de notre honorable confrère, M. Auguste Bertrand, médecin à Montpellier, qui constate une guérison très-remarquable de rhumatisme pulmonaire.

(1) La douleur encéphalique a-t-elle son siége dans la substance cérébrale elle-même, dans la dure-mère ou les méninges ? Nous n'avons pas cru devoir trancher cette question.

Observation III.

Béziers, le 18 décembre 1848.

A M. Mercader, propriétaire des bains de Vernet.

MONSIEUR,

Vous vous rappellerez sans peine que j'eus le plaisir d'envoyer à votre établissement M. Guibal, courtier à Béziers, pour le traitement d'un rhumatisme chronique qui s'était fixé sur les poumons, et qui donnait au malade et aux médecins qui le soignaient, les plus vives et les plus sérieuses inquiétudes. M. Guibal est de retour de vos eaux depuis bientôt quatre mois, et la guérison admirable qu'il a obtenue ne s'est point encore démentie.

Cette guérison est due évidemment, incontestablement, à l'usage de vos eaux sulfureuses; ce qui me surprend d'autant moins que j'avais apprécié, dans bien d'autres circonstances, et leur bonté et leur efficacité.

Comme les douleurs qui affectaient M. Guibal offraient un caractère essentiellement grave, j'ai cru que vous auriez du plaisir à connaître les résultats obtenus, et c'est un devoir pour moi de vous les transmettre.

Continuez, Monsieur, à avoir pour les malades qui viennent visiter vos établissements, toutes les bontés dont vous m'avez fait le témoin ; ayez pour eux les mêmes égards, les mêmes prévenances, les mêmes sympathies ; et j'ose vous prédire que le succès ira toujours croissant.

Je le souhaite, et vous renouvelle l'assurance de ma considération distinguée.

BERTRAND, d.-m.-m.,
Ancien inspecteur des eaux de Vernet.

AFFECTION HERPÉTIQUE, DARTRE CRUSTACÉE, IMPÉTIGO.

Observation IV. — M. T....., de Poitiers, ancien militaire, d'une forte constitution, d'un tempérament sanguin, âgé d'environ 60 ans, portait, depuis longues années, une dartre crustacée, qui envahissait toute la partie inférieure et externe de la jambe droite. Pendant six années consécutives, M. T..... s'est rendu à Barèges pour y prendre les eaux, qui, chaque fois, n'avaient apporté qu'un soulagement momentané à sa maladie. Il résolut de se rendre à Vernet, au mois de juin dernier. Il a eu le bonheur de voir sa jambe se dépouiller complétement des efflorescences croûteuses d'une épaisseur considérable, au bout de huit jours d'un traitement qui consistait en un bain par jour, et deux verres d'eau, matin et soir. M. T..... a continué le même traitement pendant un mois. Une légère éruption critique eut lieu sur toute la surface du corps ; la coloration de la peau de la jambe reprit presque son état normal. M. T...., partit le 24 juillet, très-satis fait d'un résultat qu'il n'avait point espéré. Tout fait supposer que cette guérison sera durable.

AFFECTION DARTREUSES.

Observation V. — M. L...., propriétaire à Fitou (Aude), âgé de 26 ans , d'un tempérament athlé- tique , avait mené, dès ses plus jeunes ans, une vie fort active et assez irrégulière, sans toutefois avoir eu d'autres maladies que plusieurs syphilis (blennor- rhagies, chancres et bubons) , qui furent traitées par d'habiles médecins, et , ce semble, très–métho- diquement.

Il y a six ans (en 1834), la diligence où il se trouvait ayant versé, M. L..... éprouva, tant au physique qu'au moral, une commotion si forte, que sa santé en fut complétement dérangée. Il survint , d'abord, de la diarrhée ; puis une violente conges- tion cérébrale , qui nécessita l'emploi de plusieurs saignées ; enfin, apparut sur tout le corps , et prin- cipalement à la partie antérieure de la poitrine et aux bras, une éruption caractérisée par de petits boutons très-rouges, plus ou moins rapprochés les uns des autres, et qui causaient au malade une vive démangeaison. Mille moyens, les bains sulfureux factices et les bains de Molitg, entre autres, furent prescrits sans succès pendant trois ans.

En 1837, M. L.... ressentit derrière le cou un cuisant prurit, et, en même temps, une dartre éry-thémoïde, large environ de la moitié de la main, se développa à cette place. Les médecins conseillè-rent alors les eaux de Vernet, de l'Établissement Mercader. Ils supposaient que la température peu élevée de ces eaux, donnant la facilité de les utiliser immédiatement, leur vertu médicatrice en devait être d'autant plus active. Et, en effet, dix-huit bains tempérés, six douches et nombre de ver-rées de ce liquide sulfureux, opérèrent une gué-rison qui ne s'est pas depuis démentie.

Il faut noter que la plaque dartreuse ne dis-parut qu'au bout de vingt jours, après que M. L.... fut de retour chez lui. Il ne resta plus alors pour toute trace, que ce qu'on peut encore remarquer aujourd'hui : une décoloration du derme qui le rend semblable en ce point à une ancienne cicatrice.

M. L..... est retourné depuis, chaque année, à Vernet, et il m'assure que lorsque, pour la pre-mière fois surtout, l'eau thermale touche le lieu que la dartre occupait, il y sent sur-le-champ comme de nombreuses piqûres d'épingle.

Louis PECH,

Docteur-médecin, à Narbonne.

Leucorrhée chronique (pertes blanches.)

Observation VI.—Madame de X.., âgée de 30 ans, mère de deux enfants, présente une légère disposition à la scrofule ; elle est envoyée à Vernet, pour une leucorrhée très-intense, qui la fatigue et l'épuise considérablement. Cette maladie est déjà ancienne ; l'écoulement est âcre, irritant, et occasionne souvent des démangeaisons insupportables. En remontant à l'origine et aux causes de la maladie, on trouve que cette affection existe depuis une douzaine d'années, et qu'elle a remplacé une maladie dartreuse qui avait envahi la joue droite, et pour la guérison de laquelle divers traitements avaient été employés.

Mme X... a pris, tous les jours, un bain prolongé (une heure et demie environ), et trois verres d'eau de la *Buvette*. Des injections fréquentes ont été faites dans le vagin pendant le bain. Après quelques jours de traitement, l'écoulement avait diminué, les démangeaisons à la vulve avaient disparu. Enfin, la santé générale s'est rétablie, et la malade a pu partir guérie, après un mois de séjour dans l'établissement.

Ophthalmie scrofuleuse.

Observation VII. — Mad^{elle} A..., fille d'un magistrat, âgée de 12 ans, précoce, bien développée, était atteinte, depuis longtemps, d'une ophthalmie scrofuleuse qui avait affecté les deux yeux, mais particulièrement l'œil droit. Cette ophthalmie avait résisté à différents collyres, même à l'action du nitrate d'argent dissous dans l'eau distillée. Cette jeune personne a passé vingt jours dans l'Établissement, du 20 juin au 10 juillet ; elle a pris les eaux en bains et boisson ; elle a fait, tous les jours, de fréquents lavages des yeux avec l'eau sulfureuse, et son ophthalmie a disparu complétement.

MALADIES DE POITRINE.

CATARRHE PULMONAIRE CHRONIQUE.

Observation VIIIᵉ. — M. M....., fabricant de coutellerie à Thiers, âgé d'environ 45 ans, d'un tempérament bilioso-nerveux, avait vu sa santé s'altérer gravement sous l'influence d'un catarrhe pulmonaire chronique, qui donnait lieu à une toux des plus fatigantes et à une abondante expectoration. L'auscultation et la percussion ne nous ont fourni qu'un râle muqueux dans les deux poumons, signe pathognomonique de la maladie. Nous avons conseillé l'eau sulfureuse en boisson, à la dose de deux verres par jour, en bains et en vapeurs. Des douches chaudes ont été dirigées sur les extrémités inférieures, à titre de révulsif. C'est sous l'influence d'un pareil traitement, que M. M..... a vu ses forces se relever, la toux devenir plus rare, moins fatigante ; l'expectoration, qui d'abord s'était accrue, se fit avec plus de facilité et disparut insensiblement. Enfin, après un traitement qui a duré du 17 juillet au 10 août, ce malade est reparti dans un état de santé parfaite.

M M..... nous écrit, à la date du 24 avril, qu'il n'a pas, comme les hivers précédents, éprouvé d'affections catarrhales ; qu'il devait ce changement opéré dans sa santé, aux eaux prises à Vernet, et probablement aussi aux vingt-cinq chopines d'eau sulfureuse qu'il avait bues en octobre. Cette eau avait été puisée aux sources Mercader.

PNEUMO-CARDIOPATHIE, SUITE D'UNE ROUGEOLE TRÈS-CONFLUENTE.

Observation IX. — Le jeune C...., de Béziers, âgé de 12 ans, fut envoyé, le 15 juin, par M. le docteur Vernhes, aux bains Mercader, pour y être traité d'une pneumo-cardiopathie, qui était survenue à la suite d'une rougeole très-confluente. Cette maladie était caractérisée par une toux fréquente, une expectoration assez épaisse, de l'oppression et des palpitations de cœur très-fortes.

Prenant en considération la jeunesse du malade et surtout les palpitations de cœur, nous avons administré en bains nos eaux les plus tempérées, et l'eau en boisson, à la dose d'un verre, moitié le matin, moitié le soir. Des douches ont été dirigées sur les extrémités inférieures, pour opérer une révulsion. Si nous joignons à cela le sirop de digitale, pris une cuillerée également matin et soir, nous aurons l'ensemble des moyens qui, au bout de 20 jours, ont ramené le jeune homme à la santé. Nous devons dire ici, que les palpitations qui avaient considérablement diminué, persistaient encore lors de son départ.

CATARRHE CHRONIQUE.

Observation X.—Monsieur B.., receveur à cheval à O.. (Hérault), était atteint depuis longtemps, d'un catarrhe chronique des plus intenses, pour lequel il avait vainement consulté les médecins les plus distingués. Ce malade avait aussi un engorgement scrofuleux des tuniques et du testicule gauche. Attiré à Vernet par l'espoir d'obtenir un soulagement à l'une et à l'autre affection, M.B.. fut soumis à un traitement par les eaux sulfureuses, qui dura dix-huit jours seulement. L'eau fut employée en boisson, (trois verres par jour), en bains et vapeurs. Cela put suffire pour amener un changement merveilleux dans l'état catarrhal : la toux était devenue rare, les crachats peu abondants, et le malade se sentait une force et une vigueur inaccoutumées. Le testicule resta ce

qu'il était; cela se conçoit fort bien : ces sortes
d'affections nécessitent toujours un traitement prolongé pendant plusieurs saisons. M. B..., obligé de
reprendre son service, partit avec le regret de n'être
pas venu à Vernet, au commencement du congé que
l'administration lui avait accordé.

PNEUMONITE TUBERCULEUSE ET CARDIOPATHIE

Observation XI.—Mademoiselle B..., de Béziers,
vint à Vernet, le 9 juillet, munie d'une consultation
de M. le docteur Vergnes, qui avait diagnostiqué
une pneumonite tuberculeuse et une cardiopathie.
D'une constitution physique assez forte, d'un caractère timide et d'une mobilité nerveuse excessive,
Mademoiselle B..., d'ailleurs fatiguée par le voyage,
eut dans les premiers temps des nuits agitées et sans
sommeil. Une toux fréquente, suivie de l'expectoration de quelques crachats muqueux, et des palpitations de cœur, étaient la cause de cette insomnie.
Ce n'est qu'avec hésitation, à cause de l'affection
du cœur, et seulement après plusieurs jours de repos, que Mademoiselle B... fut soumise au traitement par les eaux et vapeurs sulfureuses. L'eau fut
administrée en boisson, à la dose d'un demi-verre;
dose qui fut bientôt portée à deux verres, un le
matin et l'autre le soir. Dans la crainte de produire
sur le système sanguin les phénomènes d'excitation

qui résultent ordinairement de l'eau sulfureuse en bains et en boisson, nous essayâmes les eaux les plus tempérées. Le premier bain fut très-bien supporté ; il fut même pris avec plaisir. Le pouls n'en fut pas sensiblement relevé ; il en résulta seulement une transpiration douce et modérée qui dura une demi-heure, pendant laquelle Mademoiselle B... garda le lit. Les bains suivants furent pris, tous les deux jours, avec les mêmes précautions.

Les vapeurs sulfureuses que la malade respirait souvent, toujours à une basse température, firent disparaître la raucité de la voix et calmèrent la toux. Les nuits devinrent successivement meilleures. Enfin, un sommeil réparateur, un appétit plus vif, des digestions plus faciles, relevèrent les forces de Mademoiselle B..., et lui rendirent un bien-être de corps et d'esprit qu'elle avait perdu depuis long-temps. Tel était l'état de cette malade quand elle a quitté le Vernet, après un mois de séjour dans l'Établissement. Mademoiselle B... prenait, d'ordinaire, le sirop de digitale à la dose d'une cuillerée, soir et matin. Elle en a continué l'usage motivé par l'affection du cœur et la prescription de son médecin.

Il sera facile, dans cette observation, de faire la part d'un sirop auquel la malade était depuis long-temps habituée.

PHTHISIE TUBERCULEUSE.

Observation XII. — M. P. B. T., de Barcelonne, âgé de 29 ans, arrive à Vernet, le 17 juillet, dés-espérant de recouvrer jamais la santé. *Je sais que je suis perdu*, disait-il; *je viens me faire enterrer à Vernet, Vernet sera mon tombeau.* Il avait des douleurs dans la poitrine et une toux très-fréquente, surtout pendant la nuit; elle était suivie de crachats pathognomoniques de la maladie. La percussion et l'auscultation nous fournirent un râle muqueux et une matité peu étendue dans certains points du poumon. Nous eûmes à diagnostiquer une phthisie tuberculeuse. Nous fîmes tous nos efforts pour relever chez ce malade le moral abattu. Une douleur nerveuse très-aiguë, qui s'était montrée plusieurs fois, se fit sentir au bas du thorax, au-dessus de la région épigastrique. Elle fut combattue par les calmants et les antispasmodiques. La fièvre était modérée. Nous commençâmes le traitement par les eaux, après quelques jours de repos. L'eau de la *Buvette de santé* fut prise d'abord à la dose d'un demi-verre, coupée avec du lait; les vapeurs sulfureuses, à une faible température, furent inspirées plusieurs fois par jour, sans que le malade en ressentît la moindre fatigue. L'eau sulfureuse fut portée à un verre, matin et soir. En peu de jours, l'appétit revint, les digestions

se firent mieux, les forces augmentèrent au point
que le malade put monter à cheval, ce qu'il n'avait
pas fait depuis longtemps. Ces changements, qui
commencèrent à se manifester pendant la première
quinzaine, sous l'influence des eaux, du climat et du
régime, le rendirent à l'espérance. Les nuits furent
mieux remplies par le sommeil ; la toux devint plus
rare ; les crachats furent moins abondants et simplement muqueux. Cet état s'améliorant de plus en
plus ; le malade parlait de faire venir à Vernet,
pour y passer l'hiver, sa jeune femme et son enfant,
encore dans l'âge le plus tendre. L'eau sulfureuse
en boisson, le matin et le soir, et coupée avec l'eau
de fontaine pendant le repas ; plusieurs fois par
jour l'inspiration des vapeurs sulfureuses ; le lait
d'ânesse et le régime, formaient tout le traitement.
Les bains ne furent administrés que comme moyen
de propreté. Après deux mois de séjour dans l'établissement, ce malade est reparti, enchanté de
l'heureuse amélioration que les eaux avaient ap-
portée dans sa santé.

Nous n'avons pas la prétention de donner à ces
observations et à d'autres analogues que nous pourrions citer, plus d'importance qu'elles ne méritent.
Toutefois, il nous a paru utile de signaler les
heureux résultats que nous avons obtenus.

PHTHISIE TUBERCULEUSE, D'ABORD AMÉLIORÉE , PUIS SUCCESSIVEMENT
AGGRAVÉE PAR L'EMPLOI DE L'EAU ET DES VAPEURS DE SÓURCES
DIFFÉRENTES.

Observation XIII. — M. J. M., fils d'un banquier
de Madrid , âgé de vingt ans , était d'un tempérament lymphatique.

Il résulte d'une consultation qui nous fut remise
à l'insu du malade, qu'il a été traité d'une phthisie
tuberculeuse par les médecins de Madrid et de Barcelonne, qui l'ont envoyé à Vernet pour y respirer les
vapeurs sulfureuses. Il est inutile d'ajouter ici, que
les signes stéthoscopiques ont pleinement confirmé
le diagnostic des honorables médecins espagnols.
Cette maladie comptait déjà deux ans d'existence.
Au moment de l'arrivée du malade à Vernet, la toux
était continuelle , mais plus intense la nuit que le
jour ; les crachats étaient muqueux, transparents et
mêlés d'un peu de pus grisâtre ; l'appétit était faible ,
les digestions laborieuses ; la diarrhée, qui s'était
montrée depuis quelque temps , donnait jusqu'à cinq
et six selles par jour. Le malade éprouvait de la fatigue et une faiblesse considérable qu'augmentaient
encore les sueurs du matin. La diarrhée fut combattue par les opiacés , et ce ne fut que le sixième
jour que nous pûmes avoir recours à l'eau sulfureuse en boisson. L'estomac fut d'abord re-
belle aux premières doses (un demi-verre) ; mais

bientôt la dose d'un verre , matin et soir, fut très-
bien supportée , et le malade put même en faire
usage à ses repas, coupée avec du vin de Bordeaux.
Deux bains seulement furent pris dans la première
quinzaine ; nous craignions qu'une excitation
trop forte en fût le résultat. Les vapeurs sulfureuses à basse température furent peu inspirées, par
suite de certains travaux qui empêchaient d'en
faire usage. Sous l'influence de l'eau sulfureuse,
prise seulement en boisson comme à Bonnes, et pendant un mois et six jours (du 10 juillet au 16 août),
nous vîmes le pouls perdre de sa fréquence , devenir plus plein , plus développé , plus résistant. Les
forces augmentèrent peu à peu ; l'appétit, d'abord
nul , exigea d'être modéré pendant les repas , dans
la crainte qu'une indigestion ne fît reparaître la
diarrhée. La toux était presque nulle pendant le
jour ,elle avait considérablement diminué pendant la
nuit ; le malade faisait de longs sommeils ; enfin, les
crachats , moins abondants, étaient rendus avec facilité, et l'on n'y voyait point de pus tuberculeux.
Telle était l'amélioration remarquable que nous
avions obtenue , lorsque Mme M..., mère de ce malade, arriva à Vernet. Émerveillée de la haute thermalité d'autres sources, et suivant de funestes conseils, Mme M... voulut essayer pour son fils d'une
médication plus active, espérant en retirer de meil-
leurs effets. Dans l'intérêt de cette bonne mère,

et surtout dans l'intérêt de cet intéressant jeune
homme, nous ne pûmes nous empêcher de lui dire
qu'un traitement plus actif par les eaux et les vapeurs sulfureuses, produirait sur la santé de son
fils les plus déplorables résultats. En effet, nos
prévisions ne tardèrent pas malheureusement à se
réaliser. Après une douche pouvant s'élever à 56°
C., dirigée sur les extrémités inférieures, et au
sortir d'un salon chaud dont il n'avait pu supporter
la température pendant une demi-heure qu'avec
efforts, le jeune malade présentait les symptômes
d'une surexcitation extrême. Sa figure, ordinairement très-pâle, était alors injectée et ruisselante
d'une sueur qui inondait tout son corps ; ses yeux
étaient brillants et, pour ainsi dire, chassés de leur
orbite ; la respiration était oppressée, le pouls fréquent et tumultueux.

Il résulta de ce nouveau traitement, que les
sueurs modérées du matin devinrent copieuses et
nocturnes ; que la toux se réveilla plus opiniâtre
que jamais ; que le malade éprouva, pendant la nuit,
des oppressions et de l'insomnie. Il ne put conserver sa chambre, qu'il trouvait trop chaude. Il prit
possession d'un pavillon isolé, plus aéré et plus
frais, où il espérait, mais en vain, trouver du
calme et du repos. Enfin, après des essais plusieurs
fois renouvelés et toujours suivis des mêmes accidents. Mme M..... partit avec son fils, plus malade

qu'auparavant. Au moment de leur départ, ils firent arrêter leur voiture devant l'hôtel Mercader, pour nous remercier de nos bons conseils, et pour nous exprimer le regret qu'ils avaient de ne pas les avoir toujours suivis.

Par un excès de délicatesse et de convenance, nous n'aurions point publié cette intéressante observation (1), si l'intérêt de l'humanité ne nous en faisait un devoir. Elle prouve que les vapeurs sulfureuses chaudes sont nuisibles dans la phthisie pulmonaire; elle démontre l'excellence des eaux Mercader, et de la méthode suivie dans l'établissement pour le traitement de ces maladies.

AFFECTION SCORBUTIQUE.

Observation XIV. — Madame de X... de P.., jeune mère de famille, était atteinte, depuis six mois, d'une affection grave de toutes les muqueuses. L'état nerveux était tel que, sans cause appréciable, Mme de X.... éprouvait souvent des crises nerveuses de peu de durée, qui se terminaient par des

(1) Notre honorable confrère, M. Junquet, médecin à Vernet, auquel l'on avait recommandé M. M....., a suivi avec soin les différentes phases de cette observation.

Qu'il nous soit permis de donner ici un témoignage public de notre reconnaissance et de notre estime, à un confrère dont les connaissances étendues et variées égalent la modestie.

pleurs involontaires. On apercevait tout d'abord la
décoloration de la peau, la pâleur des lèvres, la
tristesse et l'abattement peints sur sa figure; enfin,
la débilité était telle, qu'elle rendait nécessaire le
repos le plus absolu. Si nous ajoutons à ces symptômes les taches rouges ou bleuâtres (pétéchies)
que nous avons remarquées sur le cou, sur d'autres
parties de la peau et sur la membrane muqueuse de
la bouche; la ramollissement et le saignement des
gencives; les épistaxis fréquentes; l'essoufflement
lorsque la malade faisait le moindre mouvement;
l es troubles de l'appareil digestif (digestions diffi-
ciles, diarrhée, etc.); l'œdème des pieds, nous
aurons un tableau complet de l'affection scorbu-
tique, très-rare chez les personnes de ce rang.
Tel était l'état de cette intéressante malade, lorsqu'elle est arrivée à Vernet, le 1er août. Tous les
jours, deux verres d'eau de la *Buvette de santé*, un
bain tous les matins, aidés de l'usage modéré de la
limonade minérale et d'un régime approprié, composent toute la médication qui a été employée pendant vingt-neuf jours, contre une maladie si grave,
qui avait résisté aux traitements les mieux dirigés
par notre honorable confrère et ami, M. le docteur
Gouell, de Perpignan.

Tous ces symptômes diminuant successivement
d'intensité, Mme de X.... a eu le bonheur de voir
les taches à la peau pâlir, les gencives se raffermir,

les digestions se faire régulièrement, les forces revenir et le gonflement des pieds disparaître. Cette faiblesse extrême avait si bien disparu, que Mme de X.... pouvait, sans la moindre fatigue, se livrer à de longues promenades.

Nous donnons l'observation d'une guérison si remarquable, pour montrer l'action stimulante, tonique, des sources Mercader, et leur convenance parfaite, appliquée aux personnes nerveuses les plus faibles et les plus délicates.

Il me serait facile de multiplier les observations se rapportant à chacun des différents ordres de maladies qui précèdent. Je pourrais également en ajouter de nouvelles, qui prouveraient l'efficacité des sources Mercader dans les syphilis constitutionnelles, les pertes séminales, la gravelle, les engorgements abdominaux ; mais je ne veux pas dépasser les bornes d'une simple notice. Ces observations feront l'objet d'un prochain Mémoire, persuadé que je suis, comme l'a dit un médecin célèbre, que : *les eaux minérales sont une richesse dont on doit compte à l'humanité.*

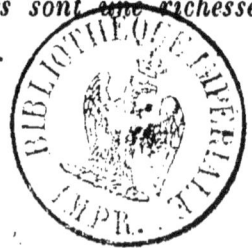

Avis du Propriétaire.

Le prix du logement et de la nourriture est de 5 fr. par jour. La table d'hôte est commune à tous les baigneurs ; elle est servie à 10 heures du matin et à 5 heures du soir. Le logement consiste dans une chambre à un lit, avec le confortable nécessaire à un malade. — Lorsque le médecin aura prescrit un régime particulier, les malades pourront être servis chez eux sans augmentation de prix.

Les domestiques ne paient que moitié prix. Le prix des bains, douches et vapeurs, est de 75 c., linge compris. Le salon *sulfuraire* ou salle *d'aspiration des vapeurs*, l'usage des eaux en boisson, ainsi que le chauffage des chambres par l'eau chaude, sont tout-à-fait gratuits pour les baigneurs. Le grand salon, parfaitement éclairé le soir, est toujours ouvert aux baigneurs, sans rétribution ni abonnement.

Des écuries et des remises très-vastes sont commodément placées pour le service.

Enfin, les personnes qui désireraient faire elles-mêmes leur ménage, trouveront dans l'établissement des chambres pourvues de cuisines munies des ustensiles nécessaires.

A dater du 1er juin, jusques à la fin du mois de septembre, l'omnibus de l'établissement sera à Prades, à chaque arrivée de diligence, pour prendre les baigneurs.

A dater du 1er octobre, les malades devront écrire à M. Mercader ; une voiture se trouvera à leur disposition le jour de leur arrivée à Prades.

www.ingramcontent.com/pod-product-compliance
Lightning Source LLC
Chambersburg PA
CBHW071235200326
41521CB00009B/1486